CONSIDÉRATIONS

SUR

L'AVORTEMENT

ET L'INFANTICIDE,

DANS LEURS RAPPORTS AVEC LA JURISPRUDENCE.

PAR Mme GIOST,

DIRECTRICE D'UN ÉTABLISSEMENT DE FEMMES EN COUCHES.

OUVRAGE

DESTINÉ AUX MAGISTRATS, AUX AVOCATS ET AUX JURÉS.

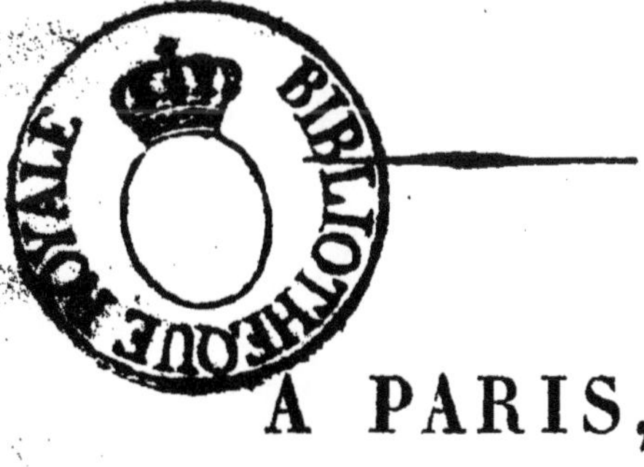

A PARIS,

CHEZ L'AUTEUR, RUE DU BAC, N° 138.

1831.

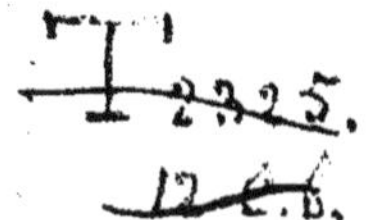

IMPRIMERIE DE LEFEBVRE,
RUE DE LILLE, N° 11.

A MESSIEURS

LES MEMBRES DU BARREAU FRANÇAIS.

Messieurs,

Pour exercer la noble profession d'avocat, vous êtes obligés, dans maintes occasions, de joindre aux lumières du Jurisconsulte les connaissances du Médecin. C'est ainsi que les deux professions les plus indépendantes de la société se prêtent un mutuel appui. Partis d'un même point, l'Avocat et le Médecin arrivent par des voies opposées au même but. Si l'un parvient à arracher quelquefois un malade des portes du tombeau, l'autre ne parvient-il pas aussi à soustraire une innocente victime à la vengeance des lois?

Placée depuis plusieurs années à la tête d'un établissement destiné aux femmes en couches, ayant moi-même exercé l'art pénible des accouchemens, j'ai pu approfondir le sujet que je me propose de traiter. Par devoir et par état, je me dois tout entière à l'humanité. Aussi est-ce principalement dans un but d'utilité que je publie cet opuscule. Négligeant tout détail inutile, dédaignant une érudition fastidieuse, je chercherai à rendre moins arides les notions scientifiques que je vais exposer. Mon but est de vous aider à découvrir la vérité au milieu des épaisses ténèbres qui l'environnent quelquefois. Il est vrai que votre conscience vous sert de régulateur; mais elle devient un guide infidèle, si elle n'est éclairée par des connaissances positives.

Un petit ouvrage de cette nature est peut-être bien peu digne de vous être offert; il est bien inférieur aux hautes régions que vous occupez, et bien peu en harmonie avec les vastes connaissances que vous possédez. Je n'hésite cependant pas à vous en faire hommage. Tout ce qui a quelque caractère d'utilité mérite votre attention, et acquiert des droits à son auteur sur vos bontés et sur votre estime. Je m'estimerais heureuse si cette production pouvait vous être en quelques circonstances d'un faible secours, et si, à l'aide des documens que vous pourrez y puiser, vous parveniez à sauver une innocente victime prête à succomber sous le poids d'une accusation grave.

F^me^ Giost.

AVANT-PROPOS.

Je ne prétends pas ici faire un traité complet d'anatomie descriptive, ni entrer dans des détails fort étendus sur ce qui concerne l'art des accouchemens ; j'avoue même que cela me serait impossible, à moins que je ne transcrivisse ce que tant d'auteurs ont écrit sur ces deux sujets. Tout mon objet est de présenter quelques observations sur l'accouchement spontané, l'avortement et l'infanticide, dans leurs rapports avec la législation, et de les envisager sous un point de vue qui puisse les faire comprendre, même par les personnes les plus étrangères à ces sortes de matières. C'est surtout pour messieurs les Avocats que j'écris. La connaissance des faits que je vais exposer me paraît être pour eux d'une utilité majeure. Assez souvent un procès-verbal, dressé par un docteur en médecine ou en chirurgie, se trouve être une des pièces importantes de l'affaire ; ce procès-verbal contient des termes d'anatomie et de pathologie que les médecins sont obligés d'employer, soit par formalité, soit par décence. Pour apprécier la valeur de ces expressions et des faits relatés dans le procès-verbal, un avocat est obligé de recourir à des ouvrages de médecine plus ou moins volumineux, où les objets sur lesquels il veut porter son attention se trouvent noyés dans une infinité de détails, véritable labyrinthe dont il ne pourra sortir, s'il n'a pris un guide. Il ne lui reste dans l'esprit que de l'incertitude, et il ne lui est pas possible de signaler une lacune du procès-verbal, une conséquence déduite d'un fait mal démontré, ni de détruire tout l'échafaudage d'une accusation près de s'écrouler.

Je ne veux point décrire toutes les parties du corps humain, je me propose seulement de me borner à la description des parties qui peuvent être mentionnées dans un rapport sur l'infanticide et l'avortement, qui donnent trop souvent lieu à des débats auxquels messieurs les avocats sont obligés de prendre une part active. L'expérience m'a mise à même de me convaincre que, sur ce point, il existait une véritable lacune dans notre jurisprudence. C'est surtout dans deux circonstances que je rappellerai ici. La première est relative à l'accusation qui fut portée contre la cuisinière de madame de Narbonne, demeurant rue de la Planche, n° 27. Elle fut traduite devant la Cour d'assises du département de la Seine, accusée d'avoir tué son enfant, en lui introduisant un bouchon dans l'arrière-bouche, et de l'avoir caché dans un pot à beurre. Ayant présidé moi-même à l'autopsie, chez M. le docteur Villeneuve, j'assistai aux débats qui eurent lieu devant la Cour d'assises. Le défenseur de l'accusée fut obligé de recourir maintes fois à des livres de médecine, pour combattre les preuves qui s'élevaient contre la prévenue, ce qui nécessite des retards, ne jette pas beaucoup de lumières sur les faits de la cause, et ne porte pas la conviction dans l'esprit des juges. Une autre fois, j'assistai aux débats d'une accusation relative à une femme qui était accusée d'avoir introduit des papillotes dans le larynx de son enfant nouveau-né, dans l'intention de lui donner la mort, qui fut en effet le résultat de l'introduction de ces corps étrangers dans la gorge. Dans cette affaire, l'avocat chargé de la défense de l'accusée perdit un temps infini à faire des citations qui tendaient plutôt à l'écarter de son sujet qu'à éclairer la religion de messieurs les juges.

Je pourrais citer d'autres exemples, tous plus marquans les uns que les autres; mais ce serait une superfluité qui m'entraînerait beaucoup trop loin. D'ailleurs, je me suis proposé de traiter succinctement le sujet qui m'occupe, et je ne puis ni ne dois franchir les limites que je me suis prescrites; j'entre aussitôt en matière, et avant d'en venir à l'accouchement, je ferai la description anatomique des parties qui concourent à l'accomplissement de cette fonction. Nous pensons aussi que la connaissance de ces parties est indispensable à celui qui veut apprécier les différentes circonstances d'un avortement, et distinguer si cet avortement a été spontané, provoqué par des moyens intempestifs, ou par des manœuvres criminelles.

CONSIDÉRATIONS

SUR

L'AVORTEMENT

ET L'INFANTICIDE.

CHAPITRE PREMIER.

Des Parties de la Femme qui servent à la Génération, à la Grossesse et à l'Accouchement.

Ces parties, dont la connaissance est indispensable aux avocats appelés à prendre la parole dans une accusation d'avortement, d'infanticide, etc., etc., se divisent en parties *dures* et en parties *molles*. Les premières sont celles qui constituent le bassin, les secondes forment les parties externes et internes de la génération.

ARTICLE PREMIER.

Du Bassin.

Le bassin est une cavité osseuse, située à la partie inférieure et antérieure de la colonne vertébrale (*),

(*) La colonne vertébrale est une tige osseuse qui s'étend depuis la tête jusqu'au bassin ; dirigée verticalement chez l'homme, elle lui donne cette taille noble et élevée qui le

au-dessus et entre les fémurs (*) qui le soutiennent et s'articulent avec lui.

La grandeur et la forme du bassin varient suivant l'âge et suivant le sexe. Chez les enfans, il est proportionnellement plus petit que chez les adultes. Les os qui concourent à sa formation, sont, dans l'enfance, composés de plusieurs pièces; mais à un âge plus avancé, toutes ces parties sont soudées entre elles, et protègent puissamment l'organe destiné à porter le produit de la conception.

Le bassin est formé postérieurement par le *sacrum* et le *coccix;* antérieurement et latéralement, par les os *innominés*, vulgairement appelés *os des hanches.*

Le *sacrum* est un os impair, situé à la partie postérieure du bassin. Il a à peu près la forme d'un

---

distingue des animaux, toujours inclinés vers la terre, à cause de la direction horisontale de la colonne vertébrale. Elle se compose de 24 os que l'on nomme *vertèbres.* On divise les vertèbres en trois classes, savoir : en vertèbres cervicales ou du cou, en vertèbres dorsales ou du dos, et en vertèbres lombaires ou des lombes. Les vertèbres du cou sont au nombre de sept, celles du dos au nombre de douze, celles des lombes au nombre de cinq. Cette colonne, qui sert de soutien à la tête, aux membres supérieurs et aux différentes parties du tronc, jouit à la fois d'une grande solidité et d'une excessive mobilité. C'est en effet de ses mouvemens que dépendent toutes les attitudes du corps. Elle loge en outre dans son canal la moelle épinière, d'où naissent les nerfs qui vont se distribuer au tronc et aux membres; heureusement que cette moelle est bien protégée, car presque toutes ses lésions sont mortelles.

(*) On appelle *fémur* l'os de la cuisse.

triangle, dont la base est en haut et le sommet en bas. Sa face antérieure est légèrement concave, ce qui favorise le mécanisme de l'accouchement spontané ; il est comme enclavé entre les deux os des hanches, avec lesquels il est étroitement uni.

Le *coccix*, vulgairement appelé le *croupion*, est situé au-dessous du sacrum. C'est cet os qui, composé d'un grand nombre de parties dans plusieurs classes d'animaux, forme ce qu'on appelle la *queue*. Cet os, jouissant chez la femme d'une grande mobilité, augmente par son écartement la grandeur des diamètres du bassin, et facilite ainsi la sortie du fœtus.

Les deux os des hanches, placés à la partie antérieure et latérale du bassin, forment la majeure partie des parois de cette cavité. Ils s'articulent en arrière avec le sacrum, et en avant, ils forment, par leur réunion, ce qu'on appelle la symphyse du pubis.

Chacun de ces os est formé, chez les jeunes sujets, de trois pièces, dont l'une, supérieure, porte le nom d'*iléon*; l'autre, antérieure, s'appelle *pubis* ; et l'autre, inférieure, qu'on nomme *ischion*.

Les deux os des hanches et le sacrum forment, par leur réunion, le bassin, que les anatomistes ont divisé en deux parties : l'une, large, évasée, a reçu le nom de grand bassin ; l'autre est appelée petit bassin, ou encore excavation du bassin. Cette dernière cavité a deux ouvertures, une supérieure, qui répond dans le grand bassin, et qu'on appelle détroit supérieur, et une inférieure, par où s'échappe l'enfant au moment de l'accouchement.

Le détroit supérieur présente trois diamètres :

le premier se mesure de la saillie sous-vertébrale à la partie postérieure de la symphyse du pubis. Il doit avoir chez une femme bien conformée et de taille moyenne, quatre pouces de longueur. Le second diamètre, qui coupe le premier à angle droit, a communément cinq pouces de longueur. On distingue enfin un diamètre oblique, qui s'étend de la partie intense de l'une des cavités cotyloïdes à la symphyse sacro-iliaque du côté opposé.

Le détroit inférieur présente également deux diamètres principaux : le premier, qui mesure l'intervalle compris entre les deux tubérosités ischiatiques, a quatre pouces de longueur ; le second, qui s'étend de la partie inférieure de la symphyse du pubis à la pointe du coccix, a une longueur variable, en raison de la mobilité de ce dernier os. La connaissance de ces diamètres est de la plus haute importance pour l'intelligence du mécanisme de l'accouchement ; car il est des limites au-delà et en deçà desquelles l'accouchement ne saurait s'effectuer.

Le bassin est susceptible d'un grand nombre de vices de conformation. Chez les enfans scrofuleux, rachitiques, il est rare que les os du bassin ne participent pas à la maladie qui affecte tout le système osseux. Malheur à la jeune fille qui, pour se venger de l'ingratitude de la nature envers elle, voudrait jouir des plaisirs auxquels elle n'a point été destinée! ce n'est qu'aux dépens de sa vie qu'elle achèterait le privilége de la maternité ; ce n'est qu'à l'aide d'une opération sanglante, et presque toujours mortelle, qu'elle pourrait mettre au jour le fruit de ses amours. Nous voulons parler de l'opération *césarienne*, qui consiste à pratiquer l'incision des parois de l'abdomen et de la matrice, pour en extraire l'enfant, qui ne peut sortir par les voies naturelles. Cette opération est appelée *césarienne*, parce que César a été ainsi retiré du sein de sa mère. Il ne faut pas croire néanmoins que tous les vices de conformation du bassin nécessitent l'emploi de cette opération ; il ne faut pas croire que toutes les femmes atteintes de rachitisme aient le bassin extrêmement vicié. Chaque jour l'observation nous apprend le contraire : on voit des femmes de très-petite taille, présentant des déviations de la colonne vertébrale, mettre au monde des enfans presque sans travail, tandis que des femmes de belle stature, bien conformées, ont des accouchemens très-laborieux.

ARTICLE II.

Des Organes de la génération.

Jusqu'à présent nous n'avons parlé que des parties solides destinées à protéger l'organe destiné à porter le produit de la conception ; il nous reste à dire quelques mots, pour achever la partie anatomique de cet ouvrage, des organes sexuels de la femme. Nous nous occuperons seulement de la matrice et de ses annexes, et du vagin, dont la connaissance est nécessaire pour l'intelligence de l'accouchement et de l'avortement, laissant de côté toutes les parties dont la description intéresse seulement l'anatomiste ou le physiologiste.

La matrice est un viscère creux, placé dans la cavité du bassin, entre la vessie et le rectum. Cette dernière circonstance justifie les réflexions de *Voltaire*, qui, pour rabaisser l'orgueil humain, fait remarquer que l'homme, pendant les neuf premiers mois de son existence, est placé entre deux cloaques infects, c'est-à-dire la vessie, qui sert de réservoir à l'urine, partie excrémentitielle de nos liquides, et le *rectum*, où sont accumulés les matériaux de nos déjections. La matrice a la forme d'une poire dont la pointe est tournée en bas ; sa cavité pourrait à peine contenir une amande, même chez les adultes, hors le temps de la grossesse, quoique pendant la gestation, elle se dilate assez pour contenir un, deux, et même quelquefois trois enfans. On divise la matrice en trois parties, qui sont le fond, le corps, et le col de cet organe. On appelle fond, la partie comprise dans l'espace qui s'étend depuis sa région supérieure jusqu'aux deux angles d'où partent les trompes de Fallope. Son corps s'étend jusqu'au col, qui vient faire saillie dans le vagin et former le museau de tanche, ainsi appelé à cause de la ressemblance qu'on lui a trouvée avec le poisson qui porte ce nom. Le fond de la matrice est arrêté par quatre ligamens : deux qu'on appelle ligamens larges ou *ailes de chauve-souris*, qui naissent de la partie postérieure de la matrice, qui attachent et soutiennent les ovaires et les trompes, et qui ne sont, à proprement parler, qu'une simple expansion du péritoine ; deux qu'on appelle ligamens ronds, qui prennent naissance des parties latérales de la matrice, vers les endroits où aboutissent les deux trompes, et qui, recouverts d'un prolongement du péritoine, passent par les anneaux des muscles du bas-ventre, et vont se terminer en dehors des os pubis. La partie supérieure de la matrice est percée latéralement à droite et à gauche par les extrémités des deux trompes de Fallope, qui s'en vont dans la cavité de la matrice, pour des usages très-connus.

Le vagin est un canal membraneux qui s'étend de la vulve jusqu'au col de la matrice. C'est par l'intermédiaire du vagin que les organes génitaux internes et externes communiquent. Son orifice externe est fermé en partie à son entrée par un repli circulaire chez les jeunes filles non déflorées (*). Ce repli est percé ordinairement d'un trou pour le passage des mucosités de la matrice et du vagin, ainsi que pour les règles. Quelquefois le vagin est imperforé, d'où résultent divers accidens auxquels les médecins peuvent remédier.

ARTICLE III.

De la Conception et de la Grossesse.

Y a-t-il des signes propres à reconnaître si la conception a eu lieu après le rapprochement des sexes? Cette question a exercé depuis long-temps la sagacité des médecins, voire même des philosophes et des poètes. L'auteur de l'*Art d'aimer* croit avoir trouvé la solution du problème qu'il

(*) Dans une accusation de viol, l'examen de cette partie est de la plus haute importance.

indique dans ces vers, que l'on me pardonnera de citer en latin (*) :

> Ad metam properate simul; tum plena voluptas,
> Cùm victi pariter fæmina virque jacent.

Du moment où la conception a eu lieu, la femme se trouve dans l'état de grossesse. Le fœtus, dont le germe a été déposé dans le sein de la femme, va croître et se développer, et donner lieu à différens phénomènes que nous nous contenterons de signaler. Bientôt la femme éprouve du malaise, quelquefois des nausées, des vomissemens, des appétits désordonnés. L'écoulement mensuel, qui paraissait régulièrement, se supprime tout-à-coup; les seins se gonflent, et deviennent plus tard le siége d'un suintement laiteux; enfin, une révolution complète s'opère dans la femme, et le moral ne reste pas toujours étranger à ces changemens. Il est des femmes dont le moral est tellement modifié, qu'elles sont portées malgré elles à commettre des crimes. Des questions de ce genre ont été maintes fois soumises au jugement des magistrats. Les feuilles publiques ont rapporté naguère un fait assez saillant pour que nous en fassions ici mention. Une femme d'un département voisin de la capitale, arrivée au troisième mois de sa gros-

(*) Il était indispensable de faire ici usage de la langue latine, qui n'est pas cependant la langue de mon sexe. Mais nos lecteurs doivent savoir que

> Le latin dans les mots brave l'honnêteté;
> Mais le lecteur français veut être respecté.
>
> BOILEAU.

sesse, vivant dans l'aisance, de mœurs douces, ayant toujours eu une conduite irréprochable, éprouve le besoin de boire du vin, et, quoique sa cave soit abondamment fournie, elle pénétre dans celle de son voisin ; elle est surprise, on la prend en flagrant délit ; mais on lui pardonne volontiers un délit qui ne peut être que l'effet d'une aberration mentale. Honteuse d'avoir été découverte dans une telle situation, elle croit ne devoir pas survivre à son prétendu déshonneur, et va se précipiter dans la rivière, où elle trouve la mort. Ce fait, auquel on pourrait en joindre beaucoup d'autres, devrait engager les magistrats à examiner mûrement les circonstances de pareils délits, et à être réservés dans l'application des lois qui flétrissent le vol et autres crimes de cette nature.

A une certaine époque de la grossesse, le gonflement du ventre, les mouvemens de l'enfant dans le sein de sa mère, ne laissent plus de doute sur l'existence d'un fœtus dans l'intérieur de la matrice. Cependant il n'est pas toujours possible de l'affirmer. L'hydropisie, le développement de tumeurs dans la cavité du ventre, peuvent simuler tous les symptômes de la grossesse, et rendre le diagnostic difficile. C'est au médecin à examiner la valeur de chaque signe en particulier, et d'arriver, si c'est possible, à la découverte de la vérité. L'on sait que certaines femmes ont intérêt à simuler une grossesse ; cela s'applique surtout à celles qui sont sous le poids d'une peine capitale, puisque, aux termes du Code pénal, l'exécution ne peut avoir lieu qu'après l'accouchement.

ARTICLE IV.

Après avoir parlé de la conception et de la grossesse, nous devrions parler des accidens qui peuvent survenir pendant ses différentes périodes, disserter sur les différentes causes qui peuvent entraver la marche de la nature, et traiter par conséquent de l'avortement, et passer ensuite aux questions relatives à l'accouchement et à l'infanticide; mais il est impossible de résoudre aucune question sur ces deux sujets, sans une connaissance exacte du fœtus et des lois de son développement dans le sein de la mère.

Du Fœtus.

Le produit de la conception, pendant les six premières semaines de la grossesse, porte le nom d'*embryon*, parce que ses parties sont à peine ébauchées. Jusqu'à ce terme, ses progrès sont lents et en quelque sorte imperceptibles. Vers le vingtième jour, le fœtus a à peu près le volume d'une fourmi, et vers le quarantième jour celui d'une guêpe. Dès que les premiers linéamens du fœtus sont ébauchés, ce qui a lieu vers la fin du deuxième mois, la nature, qui avait paru lente dans la production de son ouvrage, accélère alors sa marche; le produit de la conception prend un accroissement rapide. Les médecins qui, dans une longue pratique, ont observé des cas nombreux d'avortement, ont pu se convaincre que, de quinze en quinze jours, il y a des différences notables. Ainsi, à un mois, l'enfant a un pouce de longueur; à deux mois, quatre pouces un quart; à trois mois, six pouces environ; enfin, à sept mois, époque de sa viabilité, il a près de quinze pouces; et à neuf mois, époque du terme de la vie *intrà-uterine*, le fœtus a, terme moyen, dix-huit pouces de longueur, et il pèse ordinairement de six à huit livres. L'étude des lois qui président à la formation des organes et des différentes fonctions du fœtus offre le plus vif intérêt; mais ce serait trop nous écarter de notre sujet que d'insister davantage sur ces divers points. Nous nous contenterons, pour achever tout ce qui a rapport au fœtus, de dire quelques mots du placenta, du cordon ombilical, du chyrion et de l'amnios.

Le placenta, ou l'arrière-faix, est une masse charnue et spongieuse, formée par l'entrelacement de plusieurs vaisseaux, tant artériels que veineux: c'est une espèce de filière où s'épure le sang qui doit passer de la mère à l'enfant. Il adhère par une de ses faces à la matrice, dont il ne se détache qu'après la sortie du fœtus, et, du milieu de l'autre face, se détache le cordon ombilical, espèce de gaîne ou de corde ligamenteuse, qui s'étend au ventre de l'enfant, et qui est formé par l'assemblage des vaisseaux qui naissent du placenta.

Il n'est peut-être pas hors de propos de faire remarquer que les vaisseaux qui composent le cordon ont des usages tout différens de ceux du reste du corps, puisque c'est la veine ombilicale qui porte le sang au fœtus, et que ce sont les artères qui le portent du fœtus au placenta, au lieu que dans toutes les autres parties du corps, ce sont les artères qui leur distribuent le sang que le cœur leur fournit, et que ce sont les veines qui en rapportent le résidu au cœur. C'est ce dont ne permet pas de douter le gonflement qui survient aux veines placées au-dessous de la ligature faite au bras pour la saignée, puisque la tuméfaction de ces vaisseaux n'est produite que par le sang qui revient de la main, et dont le cours se trouve arrêté par la ligature.

Les artères ont deux mouvemens particuliers appelés *diastole* et *sistole,* c'est-à-dire de dilatation et de resserrement. Ces mouvemens forment le *pouls*, qui se découvre aisément par le doigt appliqué au dedans, et un peu au-dessus du poignet, sur le trajet de l'artère radiale.

Enfin, pendant tout le temps de la grossesse, l'enfant nage au milieu d'un liquide que l'on a désigné par le nom d'*eaux de l'amnios*. Ce liquide est lui-même contenu dans une membrane mince, transparente, qui a reçu le nom d'*amnios*. Cette dernière membrane est recouverte par une autre, que l'on appelle chorion. Ces enveloppes empêchent l'air de pénétrer jusqu'au fœtus, et s'opposent par conséquent à l'accomplissement du phénomène de la respiration.

Ce serait ici le lieu de se demander comment s'opère la nutrition du fœtus. Sur ce point, comme sur bien d'autres, les anatomistes, ainsi que les physiologistes, ne sont point d'accord. Il est très-probable néanmoins qu'il se nourrit des sucs que lui fournit sa mère, puisqu'il n'a de communication qu'avec celle-ci. Il tire sa principale nourriture du liquide au milieu duquel il vit; mais de quelle manière ces liquides lui parviennent-ils? voilà surtout le point en litige. Les uns pensent que c'est par la bouche, les autres que c'est par les pores dont est criblée la peau du fœtus. Les premiers allèguent à l'appui de leur opinion le penchant irrésistible qu'a l'enfant à teter dès les premiers instans qui suivent sa naissance. D'ailleurs, on a trouvé les eaux de l'amnios dans l'estomac, et tout porte à croire que c'est pour être élaboré par les organes de la digestion que ce liquide etait introduit dans l'estomac.

Certainement la transmission du sang de la mère à l'enfant joue un grand rôle dans la nutrition du fœtus; mais le foie, qui a proportionnellement un volume considérable chez le fœtus, et le thymus, qui disparaît chez l'adulte, doivent avoir des usages relatifs à la nutrition de l'enfant dans le sein de la mère.

CHAPITRE II.

De l'Avortement.

Les mots *avortement* et *fausse-couche* (*) ont à peu près la même signification dans le langage médical. Dans le monde, au contraire, on applique la dernière de ces dénominations à l'accouchement prematuré, qui a lieu lorsque l'enfant vient au monde avant le terme de sept mois, soit que cet accouchement soit spontané, soit qu'il résulte de diverses causes indépendantes de la volonté de la mère; et l'on désigne par le nom d'avortement la sortie du fœtus provoquée par des manœuvres criminelles. C'est également sous ce dernier point de vue que le législateur a considéré l'avortement. L'article 317 du Code pénal est conçu en ces termes : *Quiconque, par alimens, breuvages, médicamens, violences, ou par tout autre moyen, aura procuré l'avortement d'une femme enceinte, soit qu'elle y ait consenti ou non, sera puni de la réclusion.*

La même peine sera prononcée contre la femme qui se sera procuré l'avortement à elle-même, ou qui aura consenti à faire usage des moyens à elle indiqués ou administrés à cet effet si l'avortement s'en est suivi.

(*) Quelques médecins distinguent la fausse-couche de l'avortement, donnant le nom de *fausse-couche* à la sortie d'un faux germe, de la mole et autres corps étrangers; et celui d'*avortement* à l'accouchement prématuré, c'est-à-dire, à la sortie d'un enfant avant le terme de sept mois.

Les médecins, chirurgiens, et autres officiers de santé, ainsi que les pharmaciens, qui auront indiqué ou administré ces moyens, seront condamnés à la peine des travaux forcés à temps, dans le cas où l'avortement aurait eu lieu.

Pour prononcer sur la culpabilité d'une femme accusée d'avortement, les magistrats seront obligés de recourir aux lumières des médecins. En effet, les magistrats et les jurés devront s'assurer, 1° si l'avortement a eu lieu; 2° s'il a été accompli par des manœuvres criminelles. La réponse à ces deux questions, nous devons le dire par avance, est hérissée de nombreuses difficultés. Pour résoudre la première, le médecin devra procéder à l'examen du corps du fœtus et de celui de la mère. Dans un très-grand nombre de cas, le corps du fœtus ne porte aucune trace des violences exercées directement sur lui, parce que les moyens employés n'ont agi que sur les organes génitaux de la mère. Quelquefois, il est vrai, des instrumens sont portés à travers le col de l'utérus jusque sur le fœtus, et c'est dans ce cas qu'il peut présenter des traces de lésions. Mais il s'agit alors de déterminer si ces lésions ont pu causer la mort du fœtus, si elles ont été faites sur le fœtus vivant, et il est bien difficile, pour ne pas dire impossible, de fournir dans ce cas une réponse positive. Dans les deux premiers mois qui suivent la conception, le corps du délit manque presque toujours; le fœtus, entraîné au milieu de caillots de sang avec lesquels il est confondu, peut rarement être examiné avec soin.

L'examen de la femme inculpée, surtout lorsqu'elle n'est pas primipare et que l'avortement a eu lieu depuis plusieurs jours, ne conduit pas à des résultats plus positifs. Les symptômes de l'avortement sont ceux de l'accouchement, les altérations qu'il laisse à sa suite sont à peu près les mêmes, et qui ne sait combien il est difficile d'affirmer qu'une femme qui a déjà eu des enfans est récemment accouchée; la chose est impossible lorsqu'on est appelé seulement dix jours après l'accouchement. Il est vrai que le médecin pourra, en procédant à l'examen de la femme, trouver l'abdomen tuméfié, douloureux, sensible à la pression; mais dans combien de maladies ne retrouve-t-on pas ces symptômes? La matrice elle-même peut être plus développée que dans l'état naturel; mais combien d'affections de cet organe ne donnent-elles pas lieu à ce développement? On pourra trouver, il est vrai, les traces des saignées pratiquées aux pieds, ou des sangsues appliquées à la vulve; mais ces moyens ne sont-ils pas indiqués dans un grand nombre de maladies?

Si dans un grand nombre de circonstances on éprouve beaucoup de difficultés à déterminer si l'avortement a eu lieu ou non, à plus forte raison la seconde question : l'avortement a-t-il été provoqué, ou s'est-il accompli naturellement, offre-t-elle de doute? car un grand nombre de causes peuvent produire l'avortement. Il en est qui sont inhérentes à la constitution de la mère; il en est qui sont accidentelles. Ne voit-on pas des femmes soupirant nuit et jour après le bonheur d'être mères, et ne pouvoir, malgré les plus grandes précautions, conserver pendant neuf mois dans leur sein le fruit d'un amour légitime. Le tempérament sanguin et le tempérament nerveux prédisposent singulièrement à l'avortement. Dans le premier cas, il se forme des conjestions vers différens organes, et spécialement vers la matrice : de là un travail morbide, qui nuit au développement du fœtus, ou en favorise l'expulsion ; de là les hémorrhagies utérines, qui sont également funestes. Chez les femmes d'un tempérament nerveux, leur excessive mobilité, leur grande sensibilité, des jouissances trop vives, produisent les mêmes effets. Il est des femmes chez qui la plus légère cause produit des accidens ; ainsi, l'action de danser, une course tant soit peu fatigante, l'action de monter un escalier, suffisent pour provoquer l'avortement. Parlerai-je de ces maladies graves auxquelles les femmes sont sujettes, aussi bien dans l'état de grossesse que dans toutes les autres circonstances de la vie, de la dysenterie, des fièvres putrides, etc., etc. ? mais cela m'entraînerait trop loin. Parlerai-je de ces maladies qui réclament de la part du médecin l'emploi d'une médication énergique, des purgatifs, des émétiques, des saignées ? Toutes ces causes, en agissant sur la mere, peuvent produire l'avortement.

Il en est d'autres qui agissent directement sur la mère et sur le fœtus. Tels sont les coups, les chutes, les secousses, en un mot toutes les violences extérieures ; une vive frayeur même, en troublant la respiration, peut faire perir le fœtus ou decoller ses enveloppes. Enfin, le fœtus est susceptible de contracter un grand nombre des maladies qui affligent les hommes : la petite-vérole, l'hydropisie, la péripneumonie, les maladies venériennes, peuvant l'atteindre dans le sein de sa mère. Que de causes de mort qu'il faudra chercher à distinguer de celles qui pourraient être le résultat de manœuvres criminelles !

Ainsi, il est évident qu'ici, comme dans beaucoup de cas de médecine légale, l'homme de l'art ne possède qu'un seul ordre de preuves, et c'est là ce qui doit l'obliger souvent à rester dans le doute. Loin de faire un reproche au médecin de cette réserve, les magistrats devraient au contraire lui en savoir gré, et réfléchir que les documens qui lui sont fournis, quoique matériels en apparence, sont souvent le résultat de phénomènes vitaux qu'il est difficile de pénétrer. (Devergie). Les jurés devront, avant de prononcer sur le sort d'une accusée, peser les preuves morales qu'ils ont par devers eux, et que ne possède point l'homme de l'art, de manière que leur verdict n'encourage point le crime, mais n'opprime pas l'innocence.

CHAPITRE III.

De l'Accouchement spontané.

On donne le nom d'accouchement à l'acte par lequel un enfant est mis au monde. Cet acte serait mieux désigné par le nom de *parturition*. L'accouchement est dit *spontané*, lorsqu'il se termine par les seules forces de la nature. Quelques philosophes et quelques naturalistes ont pensé que l'art ne devait jamais intervenir dans l'accouchement, qui, selon eux, n'est que l'accomplissement d'une fonction naturelle qui se termine toujours spontanément chez les animaux. Mais nous ferons remarquer que l'art des accouchemens a été exercé chez les peuples les plus anciens. L'Egypte, la Grèce, Rome elle-même, en nous montrant les *Arthémise*, les *Phanerète*, les *Cléopâtre*, les *Lucine*, et tant d'autres femmes célèbres dans l'art des accouchemens, nous prouvent que de tout temps on a senti le besoin de secourir la mère dans l'état puerpéral. Et d'ailleurs, en admettant même que l'accouchement est une fonction, comme son accomplissement ne se fait pas toujours d'une manière régulière, nous ne concevons pas pourquoi l'art n'apporterait pas ses secours. Il est vrai que les femelles des animaux mettent bas leurs petits sans secours, mais non sans souffrances. Et d'ailleurs, quelle différence entre la femme et la brute ! genre de vie, structure des parties, tout est différent. De plus, les animaux sont exempts de toute affection morale, et par cela même à l'abri de beaucoup d'accidens que produit le sentiment du danger. Les affections morales ne manquent pas chez les femmes; outre celles qu'enfante une imagination chagrine et inquiète de l'avenir, il en est d'autres, et ce sont les plus fréquentes, qui prennent leur source dans les récits effrayans ou dans les nouvelles affligeantes de ces imprudentes commères, que la curiosité, plutôt que le désir d'être utiles, appelle en foule auprès des femmes en couche. « Les animaux, dit « Deuman, ne souffrent pas des ressouvenirs du « passé et de la crainte de l'avenir, en agissant « suivant leur instinct; le bien ou le mal du mo- « ment paraît probablement faire toute leur exis- « tence; les passions de l'âme peuvent donc avoir « des effets dangereux, et causer dans le travail des « femmes un dérangement dont les animaux sont « entièrement exempts. » Du reste, le besoin des secours de l'art est tellement passé dans nos mœurs, que des soupçons d'infanticide s'élèvent contre les femmes qui accouchent clandestinement, surtout si le produit de la conception vient à succomber. Cependant, il n'est pas très-rare d'observer des cas d'accouchement spontané, avant que les gens de l'art aient eu le temps d'intervenir. Je vais citer quelques faits de ce genre que j'ai été à même d'observer.

Première observation.

Madame Leroy, demeurant à Paris, rue des Maçons-Sorbonne, n° 4, était mère de six enfans, et, du moment où elle ressentait les premières douleurs, on n'avait jamais le temps de venir me chercher, et je l'ai trouvée deux ou trois fois différentes accouchée et délivrée à mon arrivée. Il es essentiel d'observer qu'il y avait tout au plus pour un quart-d'heure de chemin.

Deuxième observation.

La femme d'un menuisier, place du Mont-Parnasse, n° 2, était également accouchée dans le temps que son mari était accouru chez moi. Quatre voisines, qui étaient présentes, reçurent l'enfant, qui, selon elles, était mort. Elles l'avaient enveloppé, ainsi que le placenta; car l'arrière-faix avait suivi la sortie de l'enfant; elle l'avaient, dis-je, enveloppé dans des linges et mis à l'écart.

A mon arrivée, je demandai ce dernier, qui me fut présenté. J'appliquai la main sur la région précordiale, je sentis les battemens du cœur, qui étaient très-faibles, à la vérité. Alors, je mis le placenta et l'enfant dans un bain assez chaud, et, dix minutes après, je coupai le cordon ombilical, je fis des frictions avec des linges chauds sur toutes les parties du corps de l'enfant, puis je posai ma bouche sur la sienne, en lui palpant les flancs, afin que l'air s'introduisît dans les poumons. Je lui brossai la plante des pieds, la paume des mains, et c'est après toutes ces tentatives que je parvins à rappeler l'enfant à la vie; mais il ne la conserva que cinq heures.

Voilà une observation très-importante; car il est plus que probable que si cette femme se fût trouvée seule lors de son accouchement, l'enfant aurait indubitablement péri, d'autant mieux que la mère l'aurait cru mort, et qu'elle n'aurait ni pu ni su lui porter les secours qu'exigeait son état.

Troisième observation.

Une femme demeurant à Paris, rue Dauphine, traversait le Pont-Neuf, lorsqu'elle fut atteinte d'une douleur violente qui lui fit hâter le pas jusqu'au poste de la Garde nationale, qui était situé, à cette époque, au milieu de ce pont. Rendue là, une seconde douleur se manifesta, et elle fut d'autant plus vive, qu'elle entraîna la chute de l'enfant, qui mourut de suite.

Cette femme m'assura qu'elle ne souffrait pas avant, et qu'elle avait cru n'accoucher que dans huit jours.

Ce fait peut être attesté par plusieurs notables du quartier.

Quatrième observation.

Une femme se rendant à la Maternité dans l'intention d'y faire ses couches et de rapporter son enfant, puisqu'elle s'était munie d'une layette, ressentit dans le trajet une douleur qui l'effraya; elle monta chez moi. Je me disposais à lui faire un lit, lorsqu'elle s'écria : « A moi, madame, voici l'enfant! » Je n'eus que le temps de le prendre.

Cinquième observation.

Une femme, logeant rue des Mathurins-Saint-Jacques, hôtel de Cluny, pensa donner la mort à son enfant par son état d'indolence. Pendant tout le temps du travail, elle ne se plaignait et ne parlait à personne, et si elle n'eût été surveillée, elle aurait laissé passer l'enfant sans rien dire. Toutes ses couches offrirent les mêmes circonstances.

En 1823, le mari vint me trouver. Son épouse était restée seule avec sa mère ; présumant que le travail n'était pas très-avancé, elle s'endormit.

A mon arrivée, je trouvai l'enfant sans le moindre souffle de vie, la tête sous l'une des cuisses de sa mère, et c'est avec des soins sans nombre et des peines inouïes que je parvins à le rendre à l'existence.

A ces faits, que j'ai observés dans ma pratique particulière, je pourrais en joindre beaucoup d'autres, qui sont consignés dans les annales de la science.

Pour que l'accouchement spontané ait lieu, il est certaines conditions requises, soit du côté de la mère, soit du côté de l'enfant, sans lesquelles les efforts de la nature seraient nuls et sans effet.

Du côté de la mère, il faut que son bassin n'offre aucun vice de conformation, qu'il n'y ait pas de lésion grave de la matrice et du vagin, des squirrhes, d'anciennes cicatrices ; que la femme ait des forces suffisantes pour supporter les fatigues d'un accouchement, et surtout la longueur d'un premier travail ; enfin, il est nécessaire que le travail ne soit pas compliqué d'hémorrhagie, de convulsions et autres accidens qu'il n'est pas très-rare d'observer.

Du côté du fœtus, pour rendre l'accouchement naturel, il importe qu'il descende par la tête, les pieds, les genoux et le siége ; que sa tête ne soit pas trop volumineuse ; qu'il n'ait pas deux têtes pour un seul tronc, ou deux troncs pour une seule tête ; enfin, il importe que l'enfant ne soit ni hydrocéphale, ni rachitique, etc., etc.

De tous les accidens qui peuvent compliquer le travail de l'enfantement, il n'en est pas de plus commun et de plus redoutable que l'hémorrhagie. Lorsque l'écoulement du sang devient assez abondant pour compromettre les jours de la femme, il n'y a pas un moment à perdre ; le moindre retard, l'indécision, le défaut de coup-d'œil, peuvent compromettre éminemment les jours de deux individus, et même les faire périr ensemble. Pour les soustraire donc à une mort imminente, l'art doit intervenir, et il le peut souvent avec efficacité. La terminaison artificielle de l'accouchement, en pareil cas, met un terme à tous les accidens.

Les convulsions sont également redoutables pour une femme en travail. Naturellement disposées à toutes les affections nerveuses, les femmes le sont, il est vrai, bien davantage encore lors du travail de l'enfantement, et surtout quand celui-ci se trouve suspendu ou arrêté par quelque événement imprévu. Quelquefois de véritables accès épileptiques se déclarent : les membres se raidissent, la femme se jette de côté et d'autre, tous les traits du visage sont altérés, les yeux sortent de leur orbite, un délire violent se manifeste, tous ces symptômes augmentent d'intensité et peuvent amener la mort si le travail, qui en est le point de départ, n'est bientôt terminé.

Parlerai-je de ces vices de conformation du bassin qui apportent un obstacle invincible à l'accouchement. Mais j'en ai déjà dit quelques mots, en traitant de l'anatomie du bassin.

CHAPITRE IV.

De l'Infanticide.

Les lois de la Grèce n'avaient point prévu le crime de parricide. Les législateurs avaient pensé qu'il ne se trouverait pas un fils assez dénaturé pour attenter aux jours de celui de qui il tenait l'existence. Lorsqu'on a eu le bonheur d'être mère, on conçoit difficilement que le crime d'infanticide puisse être commis. Nulle puissance au monde ne nous paraît capable de rompre les liens qui unissent la mère à son enfant : cependant le crime a existé. Nos annales judiciaires en offrent de tristes exemples. Il s'est trouvé des mères assez dénaturées pour donner la mort à cet être qu'elles avaient nourri pendant neuf mois de leur sang. Aurait-il pu croire à un pareil forfait, celui qui a appelé le cœur d'une mère le chef-d'œuvre de la nature? Qu'une jeune infortunée, victime d'un séducteur bien plus condamnable qu'elle, devienne mère sans connaître son état; que, saisie tout-à-coup, et privée de tout secours, par les douleurs de l'enfantement, elle mette au jour le fruit de sa faiblesse; atterée par l'effroi du déshonneur, ignorant les besoins de l'être qu'elle vient de concevoir, elle peut, dans l'égarement de sa raison et dans une situation aussi accablante que nouvelle, laisser périr son enfant, faute des soins dont rien ne lui apprend la nécessité. Le moraliste, en déplorant sa faute, ne lui refusera pas sa pitié ; mais l'exécration générale doit s'unir à la justice humaine pour punir les misérables qui, redoutant l'infamie, ont médité de sang-froid le meurtre de leur enfant, et tenté mystérieusement d'anéantir le fruit de leur crime par un crime cent fois plus affreux. La crainte d'une diffamation publique et l'absence des plus grands penchans de la nature dans le cœur d'une femme corrompue, ne sont pas les seules causes de l'infanticide; on a vu la misère armer une mère contre les jours de l'être qu'elle avait porté neuf mois dans son sein. S'il faut en croire certains historiens, des peuples de l'antiquité donnaient la mort sans pitié à ceux de leurs enfans qui naissaient avec une constitution trop délicate ou un vice de conformation, et plusieurs écrivains ont affirmé que dans quelques contrées, cette abominable coutume était suivie encore. Nous ne saurions ajouter foi à de tels faits, dont l'histoire des animaux ne nous offre pas d'exemple, qui sont par conséquent contraires au vœu de la nature, et qui outragent en outre la morale et l'humanité.

Le crime d'infanticide se trouve défini dans nos lois. Voici en quels termes est conçu l'article 300 du Code pénal : « Est qualifié infanticide le meurtre d'un enfant nouveau-né.

Art. 302. « Tout coupable d'assassinat, de parricide, d'*infanticide* et d'empoisonnement, sera puni de mort, sans préjudice de la disposition particulière contenue en l'article 13, relativement au parricide. »

« Dans le vaste domaine de la médecine appliquée à l'économie politique, dit M. Marc, il est peu d'objets qui aient autant fixé l'attention des médecins et exercé leur plume que l'infanticide. La gravité de ce crime, ses conséquences physiques et morales, les difficultés qui, de toutes parts, s'élèvent lorsqu'il s'agit d'en établir la réalité, expliquent suffisamment le zèle avec lequel on a recherché les moyens de le prévenir, de le constater, et d'en découvrir chaque fois les circonstances et les auteurs. »

Posons les termes du problème, et examinons si, dans l'état actuel des connaissances médicales, il est possible d'arriver à sa solution. Un crime est commis, le cadave d'un enfant nouveau-né est découvert, la rumeur publique accuse une femme; les magistrats commencent une enquête, un médecin est appelé pour procéder à l'examen de l'enfant que l'on regarde comme victime d'une mort violente, et de la mère, sur la tête de laquelle planent de graves soupçons.

EXAMEN DU FOETUS.

ARTICLE PREMIER.

De la viabilité.

Pour qu'il y ait meurtre, il faut nécessairement que l'enfant soit viable; il faut, en d'autres termes, que ses organes soient assez développés pour qu'ils puissent exercer leurs fonctions hors du sein de la mère, pour qu'ils puissent supporter l'action des corps extérieurs au milieu desquels nous vivons et avec lesquels nous sommes continuellement en rapport. Or, on doit savoir qu'un fœtus n'est viable, ou n'a acquis la propriété de vivre hors du sein de sa mère, que lorsqu'il est parvenu à l'âge de sept mois, à dater de la conception. Avant ce terme, l'enfant ne peut continuer à vivre, à cause de l'imperfection physique de ses organes, et ne peut donner par conséquent lieu à une enquête judiciaire relativement au crime d'infanticide. C'est à l'âge de sept mois que le législateur a fixé la viabilité qui fait l'objet de plusieurs dispositions du Code civil.

L'artile 725 du Code civil est ainsi conçu : « Pour succéder, il faut nécessairement exister à l'époque de l'ouverture de la succession. Ainsi, sont incapables de succéder, 1° celui qui n'est pas encore conçu ; 2° *l'enfant qui n'est pas né viable ;* 3° celui qui est mort civilement.

Art. 906. « Pour être capable de recevoir par testament, il suffit d'être conçu à l'époque du décès du testateur. Néanmoins, le testament n'aura son effet qu'autant que l'enfant sera né viable. »

Le fœtus, parvenu à l'âge de sept mois, a ordinairement une longueur de treize à quatorze pouces; il pèse deux à trois livres. Les paupières s'ouvrent, la pupille n'est plus fermée par une membrane comme elle l'était avant cette époque, les ongles ont assez de consistance, les cheveux commencent à avoir une teinte foncée; la peau est couverte de couches de matière graisseuse et blanchâtre.

Lorsque le fœtus est parvenu à sa maturité, c'est-à-dire à l'âge de neuf mois, son corps pèse, terme moyen, six livres. Il a ordinairement dix-huit pouces de longueur. Qu'on n'aille pas croire que c'est là une loi mathématique, car on trouve dans des auteurs très-recommandables des exemples de fœtus qui pesaient à leur naissance deux livres, et qui avaient continué à vivre. On en a vu aussi qui pesaient neuf, douze et même treize livres. Quant à la longueur, elle est aussi très-variable : quelquefois on voit des fœtus à terme, n'avoir que treize ou quinze pouces de longueur; d'autres fois on en a vu qui avaient vingt-un, vingt-quatre, et même vingt-sept pouces de longueur. Ainsi, les caractères tirés du poids et du volume de l'enfant seront insuffisans, et le médecin sera obligé de procéder à l'examen des différens viscères, pour apprécier leur degré de développement, et arriver, s'il est possible, à la solution de cette première partie du problème.

ARTICLE II.

Des vices de conformation et des diverses maladies qui excluent la viabilité.

Il ne suffit pas que le fœtus ait acquis le développement necessaire pour pouvoir vivre hors du sein maternel, mais il faut encore qu'il soit exempt de ces vices de conformation qui ne lui permettraient pas de prolonger son existence. Ainsi, les enfans sont susceptibles de présenter un grand nombre de monstruosités, dont la plupart sont un obstacle insurmontable à l'exercice des fonctions essentielles à la vie, et deviennent par conséquent des causes de mort; ainsi, le médecin devra rechercher avec soin s'il existe une imperforation de la bouche, de l'anus, du méat urinaire. L'existence d'un de ces vices de conformation suffirait pour expliquer la mort. Il devra également examiner le cerveau, le poumon, et les organes contenus dans le ventre, pour s'assurer qu'ils ne sont pas frappés de quelque maladie organique capable d'amener la mort. Car, nous l'avons dit ailleurs, l'enfant est susceptible de contracter dans le sein de sa mère toutes les maladies qui affligent l'espèce humaine. L'homme de l'art devra noter dans son rapport l'état de tous les organes; car ce rapport peut être frappé de nullité, s'il existe la plus légère omission.

ARTICLE III.

Exposition des moyens propres à reconnaître si le fœtus est mort-né, et s'il a vécu après sa naissance.

Ouvrez tous les livres d'accouchement et tous les traités de physiologie. Il est, vous dira-t-on, un moyen infaillible de reconnaître si l'enfat a respiré ou non. « L'on se convaincra aisément, dit madame Ducoudray, que l'air n'a pas pénétré jusqu'au fœtus, en jetant dans l'eau un morceau du poumon d'un enfant mort dans le sein de la mère; car on le voit aussitôt tomber au fond de l'eau, tandis que le contraire arriverait si l'enfant n'était mort que quelque temps après sa naissance, en un mot après qu'il aurait respiré. On verrait alors le morceau du poumon rester au-dessus de l'eau, ce qui n'arrive que par une portion de l'air qui était entré dans le poumon pendant l'inspiration, et qui n'en a point été chassé par l'expiration, deux mouvemens qui partagent la respiration. »

« Aussi aurait-on recours à cette expérience, continue cette sage-femme distinguée, si l'on était requis de porter son jugement au sujet d'une mère accusée d'avoir donné la mort à son enfant immédiatement après sa naissance. On conçoit aisément, par ce que je viens de dire, que si l'on voyait un morceau du poumon de cet enfant jeté dans l'eau, au lieu de tomber au fond, comme il arrive au poumon de celui qui n'a pas respiré; que si, dis-je, on le voyait au contraire aller au-dessus de l'eau, cette circonstance condamnerait la mère, quelque assurance qu'elle donnât que son enfant fût venu mort, étant une preuve que l'air a pénétré dans son poumon, par conséquent qu'il a vécu. » C'est ainsi que s'exprime l'auteur d'un traité d'accouchement qui se trouve entre les mains de toutes les sage-femmes et de beaucoup de médecins. A l'entendre, la solution du problème n'offre aucune difficulté : l'immersion du poumon dans l'eau est un moyen infaillible de reconnaître si l'enfant a respiré ou non. Gardons-nous de conclure d'après cette seule expérience, et de tomber dans l'erreur de ces matrones dont parle Voltaire dans le fait suivant :

« On trouve auprès d'une grande ville un enfant nouveau-né et mort; on soupçonne une fille d'en être la mère; on la met au cachot, on l'interroge; elle répond qu'elle ne peut avoir fait cet enfant, puisqu'elle est grosse. On la fait visiter par ce qu'on appelle si mal-à-propos des sage-femmes, des matrones. Ces imbéciles attestent qu'elle n'est point enceinte; que les vidanges retenues ont enflé son ventre. La malheureuse est menacée de la question. La peur trouble son esprit; elle avoue qu'elle a tué son enfant prétendu; on la condamne à mort. Elle a le bonheur d'accoucher au moment où on lui lit sa sentence. »

M. le professeur Chaussier a sauvé la vie à une malheureuse qu'un jugement, fondé sur une démonstration prétendue, allait envoyer à la mort. Messieurs les jurés devraient toujours avoir ces grands exemples sous les yeux.

Mais revenons aux caractères tirés de l'état du poumon, pour s'assurer si l'enfant a respiré ou s'il est mort dans le sein de sa mère. On donne le nom de poumons à des viscères mous, spongieux, qui occupent les cavités droite et gauche de la poitrine, et qui, formés d'une grande quantité de vaisseaux sanguins et aérifères, sont destinés à mettre l'air inspiré en contact avec le sang qu'il doit vivifier. L'enfant, dans le sein de la mère, étant enveloppé de plusieurs membranes qui s'opposent à l'introduction de l'air, ne respire point. Aussi ses poumons sont compacts, livides, ne contiennent aucune bulle d'air; aussi, si on les place dans un vase rempli d'eau, ils ne tardent pas à descendre jusqu'au fond du vase, tandis que les poumons d'un adulte et d'un enfant qui a respiré, contenant une certaine quantité d'air, restent à la surface du liquide. On a cru long-temps que cette expérience pouvait faire connaître si un enfant trouvé mort a respiré ou non, ou, ce qui revient au même, s'il est né vivant ou mort; mais comme le dit fort bien M. Boyer dans son *Anatomie descriptive*, on sait aujourd'hui que cette expérience n'est nullement décisive, à moins qu'on ne lui joigne d'autres indices qui lui donnent une nouvelle force.

En effet, 1° le poumon surnagera, quoiqu'il appartienne à un enfant qui n'a pas respiré, s'il a déjà subi un commencement de putréfaction; car dans la décomposition de ce viscère, il se forme des gaz qui peuvent diminuer sa pesanteur spécifique et devenir cause de la surnatation;

2° Le poumon surnagera si l'enfant naît avec une maladie qu'on appelle *emphysème* pulmonaire;

3° Enfin, un enfant à sa naissance ne donne aucun signe de vie; la mère, dans l'intention de le ranimer, applique ses lèvres sur la bouche de son enfant et lui insuffle de l'air dans les poumons. Cet air, que l'enfant n'a pu chasser, est resté dans les cellules pulmonaires, et fait surnager les poumons. Faudra-t-il conclure que l'enfant a vécu, et faudra-t-il qu'un acte de tendresse maternelle devienne la base d'une accusation capitale?

D'ailleurs, un enfant peut être né vivant et avoir succombé plusieurs heures après sa naissance, sans que le poumon surnage. M. Chaussier a fait des expériences qui viennent à l'appui de cette proposition. J'ai observé moi-même quelques faits de ce genre; j'ai vu notamment un enfant qui vint au monde au cours pratique de la rue des Noyers, n° 29; il vécut une heure, et à l'autopsie, je remarquai que les deux poumons, plongés dans l'eau, tombèrent au fond du vase. Nous devons conclure de tout cela qu'il est impossible que le médecin puisse affirmer, d'après l'examen des poumons du fœtus, qu'il y a eu infanticide.

Tous les médecins légistes ont distingué l'infanticide par *omission* de l'infanticide par *commission*. L'infanticide a lieu par *omission* lorsque la mère néglige de lier le cordon ombilical; lorsqu'elle prive l'enfant de nourriture, ou qu'elle n'a pas la précaution de le soustraire à l'influence d'un froid capable de le faire périr. Mais, dans tous ces cas-là, l'accusée pourra affirmer qu'elle n'a pris aucune précaution parce que l'enfant était mort avant de naître, et nous venons de voir que la solution de ce problème était très-difficile. Du reste, dans ces derniers cas, la femme convaincue ne serait passible que de la peine portée par l'article 319 du Code pénal, ainsi conçu : « Quiconque, par maladresse, imprudence, inattention, négligence, ou inobservation des réglemens, aura commis involontairement un homicide, ou en aura été involontairement la cause, sera puni d'un emprisonnement de trois mois à deux ans, et d'une amende de cinquante francs à six cents francs. »

Il y a eu infanticide par *commission*, lorsque l'enfant porte des traces de violences extérieures, telles que *contusions, meurtrissures, blessures, fractures, luxations, etc*. Dans tous ces cas, le médecin aura à examiner si elles ne sont pas l'effet de l'accouchement, et si elles n'ont pas été faites après la mort; ce qui n'est pas toujours facile à distinguer.

EXAMEN DE LA MÈRE.

Après avoir constaté l'état du cadavre de l'enfant, le médecin devra explorer la mère, sur la tête de laquelle planent des soupçons d'infanticide. Pour cela, il procédera à l'examen des parties génitales de la femme, des mamelles et du ventre. Les parties génitales d'une femme récemment accouchée sont généralement tuméfiées, elles offrent des déchirures en quelques parties; l'orifice de la matrice est béant, ses lèvres sont pendantes et gonflées. Il doit s'écouler par la vulve un liquide qui a reçu le nom de *lochies*. Ce liquide est de couleur variable; il coule quelquefois abondamment, il se supprime quelquefois en causant des accidens du côté du ventre, d'autrefois sans entraîner aucun accident grave. Les parois du ventre sont relachées, la peau offre souvent des *éraillures* et des vergétures. Enfin, les mamelles sont volumineuses, tuméfiées, de grosses veines rampent à leur surface, elles sécrètent du lait en plus ou en moins grande quantité. L'ensemble de ses signes peut porter à admettre l'existence d'un accouchement récent; mais le médecin ne pourra jamais donner la certitude que tel accouchement a eu lieu.

CONCLUSION.

DANS les causes d'avortement ou d'infanticide, le jury ne pourra jamais se décider d'après le rapport des médecins ou officiers de santé, qui, dans l'état actuel des connaissances médicales, ne peuvent prendre des conclusions affirmatives que dans un très-petit nombre de cas, pour ne pas dire dans aucun cas où ils seront requis par la justice. Les magistrats devront se rappeler que les documens fournis par le médecin reposent sur des faits physiologiques, sur des phénomènes vitaux, où les lois de la vie se dérobent à nos calculs mathématiques. Mais les preuves testimoniales dont le médecin n'est pas obligé de s'enquérir, pourront jeter un grand jour sur les faits de la cause. Les lumières qui proviendront de cette source, jointes à celles bien faibles, quelquefois fournies par le médecin, pourront éclairer la conscience des jurés, et les mettre à même de prononcer avec connaissance de cause sur le sort d'une malheureuse accusée.

Je crois avoir rempli ma tâche. J'ai fait connaître les lumières que la justice doit attendre de la médecine. J'ai indiqué le plus brièvement possible tout ce qui a rapport à l'avortement d'un enfant et à l'infanticide, c'est-à-dire au meurtre d'un nouveau-né et caché dans le sein de sa mère. Heureusement que des crimes de cette nature sont rares; heureusement qu'il se trouve peu de mères assez dénaturées pour attenter aux jours d'une innocente victime. Disons un mot, pour terminer, des moyens qu'il faudrait employer pour rendre ce crime encore plus rare, et même de le prévenir complétement. Il faudrait donner à la jeunesse une bonne éducation morale, répandre les bienfaits de l'instruction. La fille, mieux éclairée sur ses véritables devoirs, éviterait les dangers de la séduction, ou bien si elle donnait le jour au fruit d'une union illégitime, elle ne s'en croirait pas moins liée par des liens indissolubles à l'enfant né de cette union. Les hommes mieux éclairés, secouant tous les préjugés funestes, indignes d'un peuple civilisé, ne déverseraient plus l'opprobre sur la mère d'un enfant naturel qui remplit tous les devoirs de la maternité. Les parens deviendraient plus indulgens envers une fille qui aurait eu le malheur de devenir victime de la séduction, et ne la forceraient pas par de mauvais traitemens à commettre un crime pour détruire les signes de sa faiblesse. L'on ne verrait peut-être plus des hommes acheter au poids de l'or la vertu d'une fille. Il faudrait, en outre, multiplier les établissemens d'Enfans-trouvés, soutenir une institution que nous devons à un des plus grands philantropes qu'ait eu le christianisme ; nous voulons parler du vénérable Vincent de Paule. Mais ces établissemens, pour être éminemment utiles, devraient servir d'asile aux filles enceintes qui désirent cacher leur grossesse, et accoucher secrètement.

Pour moi, je désire bien vivement que cette faible esquisse puisse amener tout le bien que j'en attends. Le plus ardent de mes vœux sera comblé si j'ai fourni au magistrat le moyen de distinguer l'innocent du coupable ; à l'avocat, le moyen de détruire une accusation mal fondée, et si j'ai inspiré aux gens du monde quelque intérêt en faveur d'une mère quelquefois moins coupable que que le séducteur dont elle porte la faute.

FIN.

TABLE

DES MATIÈRES.

www.ingramcontent.com/pod-product-compliance
Ingram Content Group UK Ltd.
Pitfield, Milton Keynes, MK11 3LW, UK
UKHW021033180726
13838UKWH00004B/1769